Souleymane MAÏGA

ESTUDO DA DISPENSA DE MEDICAMENTOS ANTI-CANCRO

Souleymane MAÏGA

ESTUDO DA DISPENSA DE MEDICAMENTOS ANTI-CANCRO

Estudo da dispensa de medicamentos anti-cancro na farmácia privada M'PEWO, Bamako-Mali

ScienciaScripts

Imprint
Any brand names and product names mentioned in this book are subject to trademark, brand or patent protection and are trademarks or registered trademarks of their respective holders. The use of brand names, product names, common names, trade names, product descriptions etc. even without a particular marking in this work is in no way to be construed to mean that such names may be regarded as unrestricted in respect of trademark and brand protection legislation and could thus be used by anyone.

Cover image: www.ingimage.com

This book is a translation from the original published under ISBN 978-620-6-72133-8.

Publisher:
Sciencia Scripts
is a trademark of
Dodo Books Indian Ocean Ltd. and OmniScriptum S.R.L publishing group

120 High Road, East Finchley, London, N2 9ED, United Kingdom
Str. Armeneasca 28/1, office 1, Chisinau MD-2012, Republic of Moldova, Europe
Printed at: see last page
ISBN: 978-620-8-31138-4

DEDICA TION

Dedico este trabalho

Ao meu querido avô, o falecido Mamadou TRAORE

Sempre foste um exemplo para mim de um pai respeitoso, honesto e meticuloso, e eu quero honrar o homem que foste. Graças a ti, Baba, aprendi o significado do trabalho e da responsabilidade. Gostaria de te agradecer o teu amor, a tua generosidade, a tua compreensão... O vosso apoio tem sido um farol ao longo da minha carreira. Este modesto trabalho é o fruto de todos os sacrifícios que fizeram pela minha educação e formação. Imploro ao Todo-Poderoso que vos conceda o seu imenso paraíso, ámen.

À minha querida avó, a saudosa Nassé DIARRA

Tantas frases, por mais expressivas que fossem, nunca poderiam demonstrar o grau de amor e de afeto que sinto por ti. Tu regaste-me com a tua ternura e o teu afeto durante toda a minha vida, até ao teu último suspiro. Nunca deixaste de me apoiar e de me encorajar ao longo dos anos da tua vida. Neste dia memorável, tanto para mim como para ti, recebe esta obra como sinal da minha profunda gratidão e da minha profunda estima. Que o Todo-Poderoso vos conceda o seu imenso paraíso, ámen.

Para o meu pai Ibrahim MAIGA

Obrigado por tudo, Pai, pelo teu encorajamento e apoio. Apesar da distância que nos separa, nunca poderei agradecer-te o suficiente, mas sei que hoje estarias muito orgulhoso de mim. Que o Todo-Poderoso vos dê uma longa vida com saúde e prosperidade.

Para a minha querida mãe Hawa TRAORE

Não há palavras que possam expressar adequadamente o meu amor e apego por ti. Dar-me a vida é o maior presente que já me deste. Uma mulher afectuosa, uma mulher generosa, uma mulher trabalhadora, uma mulher paciente, uma mulher corajosa, uma mulher virtuosa, são estas as qualidades que fazem de ti uma pessoa admirável. Tudo o que sou hoje devo-o a si. Não consigo encontrar palavras para exprimir a minha gratidão por todos os sacrifícios que fazes todos os dias pela minha irmã e por mim. Que o Todo-Poderoso te dê saúde, felicidade e uma vida longa para que eu te possa cumprir na minha vez.

Para o meu tio Boubacar TRAORE

OBRIGADO

Nunca encontrarei palavras suficientes para expressar a minha gratidão. Sempre colocaste os nossos estudos acima de tudo. Através da nossa educação, és e serás sempre um modelo exemplar para nós. Ao mesmo tempo que peço a Deus que te dê saúde e uma vida longa, dedico-te este trabalho, que representa o culminar do apoio e do incentivo que me deste ao longo da minha escolaridade, e espero que te sintas sempre orgulhoso de mim. Agradeço-vos muito sinceramente os vossos conselhos, o vosso encorajamento, o vosso sentimento de trabalho bem feito e, acima de tudo, por me terem aceite como vosso filho. Que o bom Deus vos conceda o melhor e vos guie incessantemente na justiça.

Para a minha tia Habibatou TRAORE

Uma mulher generosa, lutadora, corajosa e responsável. Madrinha de todas as crianças da família Salifoubougou, a sua generosidade foi e será sempre uma fonte de motivação para mim. Em nome de toda a família, obrigado e mais uma vez obrigado, Tante Habi. Que o bom Deus lhe conceda uma vida muito longa de felicidade, saúde e bondade.

Aos meus tios e tias Salif TRAORE, Hamidou TRAORE, o falecido Issouf TRAORE, o falecido Ibrahim TRAORE, o falecido Mamoutou TRAORE, Mamadou TRAORE, Maimouna TRAORE, Fanta TRAORE, Bintou TRAORE, Sitan TRAORE, Sira TRAORE e colectivos de serviços, Fily Christine KEITA, Djeneba BAMBERA, Setou DIALLO, Mah SYLLA, Sitan DIARRA, Awa FOFANA As vossas bênçãos, conselhos e encorajamentos foram um grande apoio para mim ao longo do caminho. OBRIGADO!

Para a minha noiva Hawa DOUMBIA

Foste mais do que uma esposa para mim, pelo teu amor, a tua coragem, o teu apoio e as dificuldades que suportaste. Que esta tese seja o ponto de partida para um futuro melhor. Ámen!

À minha irmã Fanta COUMARE e a todos os meus primos e primas

Obrigado a todos pelas vossas bênçãos, pelo vosso apoio, pelo vosso encorajamento e, acima de tudo, pelo vosso amor e consideração por mim. Que o Todo-Poderoso nos una e nos fortaleça.

A todos os membros da família Salifoubougou

O que é que posso dizer? Como é que exprimo o que estou a sentir? Onde é que encontro as palavras certas para vos agradecer? Família de acolhimento, hospitalidade, não tenho palavras para vos agradecer tudo o que fizeram por mim e o apoio que recebi de vós. Este é o momento de expressar a minha gratidão. Espero que encontrem neste trabalho, o testemunho dos meus sentimentos mais sinceros e afectuosos. Que Alá vos proteja, vos dê saúde e vos ajude a realizar os vossos desejos mais queridos. Obrigado pela vossa bondade!

AGRADECIMENTOS

A Alá, o Todo-Poderoso, o Criador e o Misericordioso, damos-Te graças dizendo Alhamdoulilah !!! Obrigado por me dares a saúde, a capacidade de pensar, de atuar e de escrever, para tornar o meu sonho realidade: Que Deus conceda a Sua bênção e salvação ao nosso Profeta Muhammad, à sua família, aos seus companheiros e a todos os que seguem os seus passos até ao Dia da Ressurreição.

Ao meu belo país, o Mali

Permitiram-me dar os meus primeiros passos na aprendizagem. Deram-me um conhecimento incomensurável; estou profundamente grato ao meu querido país.

A todos os meus professores, do ensino primário ao secundário, e a todo o pessoal docente da Faculdade de Farmácia (FAPH)

Os vossos cursos de alta qualidade, as vossas técnicas de ensino e o vosso encorajamento estimularam-nos a atingir esta excelência. Obrigado por tudo o que fez pela nossa formação.

À minha querida professora primária Aminata TRAORE e aos meus queridos professores do ensino secundário, Sr. BERTHE e Sr. Thomas BOFFI

Nunca vos poderei agradecer o suficiente, foram mais do que simples professores para mim, apoiaram-me, encorajaram-me e ajudaram-me em todas as fases da minha vida escolar. Depositaram em mim as vossas esperanças e ambições, de que ainda não tenho consciência, e isso permitiu-me sempre avançar com segurança, mesmo nos momentos difíceis. Que Deus vos recompense por todas as vossas boas acções e vos conceda uma vida longa, saudável e feliz. Muito obrigado!

Ao Professor Oumar SANGHO

Foi mais do que um guia, o seu profissionalismo irá certamente inspirar-me na minha vida profissional. Neste trabalho, encontrarão a realização da vossa vocação.

Aos meus mestres Doutor Moussa Modibo DIARRA e Doutor Abou SOGODOGO

Nenhuma palavra ou expressão seria suficiente para vos agradecer e expressar os meus sentimentos de respeito, porque a vossa profissão nunca será remunerada pelo seu justo valor. Obrigado pela vossa orientação. Que Deus vos conceda uma longa vida cheia de saúde, felicidade e sucesso.

Aos funcionários e demais doutorandos do Departamento de Ensino e Investigação em Saúde público Obrigado pela vossa colaboração e cortesia. Boa sorte para todos nós. Ao Doutor Moussa Almamy COULIBALY, promotor da Farmácia M'PEWO

Homem piedoso, generoso, trabalhador e ambicioso, acolheu-me na sua farmácia como um filho e deu-me a oportunidade de receber uma formação de qualidade. Nunca poderei agradecer-lhe o suficiente. Que Alá o proteja e lhe conceda os seus desejos.

Ao pessoal da Pharmacie M'PEWO

Ensinou-me as boas práticas farmacêuticas e deu-me toda a ajuda de que necessitava para concluir este trabalho. Que Deus nos mantenha juntos e me ajude a ser-lhe grato.

Ao diretor Mohamed SIDIBE e à sua equipa e a toda a 15ª turma da promoção Numerus clausus Pr Saïbou MAIGA

Obrigado pelo amor, a fraternidade, a solidariedade e o longo caminho que percorremos juntos. Boa sorte para todos vós nas vossas vidas profissionais futuras.

Aos meus colegas de turma Adama POUDIOUGO, Nouh BAMADIO, Dr Kalifa OUATTARA, Souleymane COULIBALY, Issa Tieko DIABATE, Dr Abdoulaye SARAMBOUNOU, Abdrahamane Salif KAMATE, Seydou SOUMAORO, Fatoumata Zahara BARRY, Dr. Ibrahim B MAIGA, Dr. Mohamed S Diarra, Amadou SAMASSEKOU, Dr. Binta KRAMA, Boubacar SOW, Mamadou Fode DIEFAGA, Bakary DJIRE, Founè MANGARA, Ibrahim MBODJI, Youba TOGO, Mahamane TOURE, Yelly CISSE

Passámos juntos por momentos difíceis. Obrigado pelo vosso inestimável apoio. Mais do que amigos, sois irmãos e irmãs para mim. Que haja compreensão entre nós para sempre.

Ao Dr. Cheick Oumar KONE "Dr. Hassala

És o meu irmão de outra mãe com quem Deus me abençoou. A todos os momentos que passámos juntos, a todas as nossas memórias! Obrigado por estares presente em todos os momentos. Sinto-me honrado por te ter na minha vida e desejo-te toda a felicidade e sucesso que mereces. Em homenagem à nossa bela amizade e aos anos vindouros. Que a nossa amizade seja eterna, e que o laço especial que criámos ao longo dos anos seja eternamente inquebrável.

Para a Dra. Fatoumata SIDIBE

Obrigado pela qualidade dos seus ensinamentos, pelos seus conselhos, pelo seu encorajamento e, sobretudo, pela sua presença de que beneficiei durante esta tese. Amém!

Para Mamadou Boye BA

Obrigado pela vossa ajuda na elaboração desta tese. Boa sorte e coragem para o resto dos vossos estudos.

Para o tio IBE DIARRA

Obrigado por tudo, tio, não há palavras para expressar a tua generosidade. Que Alá te dê uma vida muito longa e de boa saúde e que te conceda uma boa carreira profissional. Amém!

Ao Doutor Abdouramane BA, ao Doutor Seydou Doumbia, a Bréhima DEMBELE, ao Doutor Cheick Oumar DIARRA, ao Doutor Ibrahim SIDIBE, ao Doutor Modibo TRAORE, à Doutora Fatoumata TOURE, a Arouna KONATE, a Seydou DEMBELE, a André KOUNDOUNOU e aos meus colegas de estágio em farmácia M'PEWO Bagnini DIALLO, Saïdou Gouro DIALL, Mohamed Z SANOGO, Abdoulaye CAMARA, Jacques KOUMEDJINA.

Obrigado pela fraternidade, pela cumplicidade e pelo vosso empenho na elaboração deste documento. Que Deus nos conceda muitos bons momentos juntos.

Aos meus irmãos e cúmplices de infância OG Loup, Guepa Bling, Sora F16, Med Moh King, Nescofa, ZP kegno, Brom Chee, Flaga, Toczer CFA, Alove Chee, Baye Chee, Ramichka, N

Não tenho palavras para descrever o sentimento que nos une, mas uma coisa é certa, onde quer que estejamos, sejam quais forem as condições, vocês serão sempre meus amigos, vocês serão sempre meus irmãos e irmãs. A todos os membros da Cité OUA, em especial aos membros do KBG Abass KONATE, Souleymane Berthé, Souleymane DIAKITE, Cedric BAKANBOU, Abdoulaye CAMARA, Alice DOUGNON, Assetou DIARRA (Double Seven), Aïchatou DEMBELE, Issa SIDIBE, Daouda BAGAYOKO, BEN, TEFOUROU, Le grand SORIBA, Mamadou SANGARE,

Makan, MAREGA, Nouhoum COULIBALY, Oumar Fakourou, Oumou NIKLA, Yaya SISSOKO, Laya DJIBO, PriscaDani, Dra. Tatiana, Ulrich, Rokia, Nana Kadia,

Obrigado pelo vosso inestimável apoio. Mais do que amigos, sois irmãos e irmãs para mim.

A todos aqueles que não mencionei: que me são queridos, o erro é humano e está longe de ser uma intenção deliberada da minha parte, mas não diminui de forma alguma o facto de vos ter no meu coração. Por favor, aceitem as minhas desculpas.

HOMENAGENS AOS MEMBROS DO JÚRI

Professor Hamadoun SANGHO

- ***Professor Catedrático de Saúde Pública da Faculdade de Medicina e Odontostomatologia (FMOS);***
- ***Chefe do Departamento de Ensino e Investigação (DER) em Saúde Pública da Faculdade de Medicina e Odontostomatologia;***
- ***Antigo Diretor-Geral do antigo Centro de Investigação, Estudo e Documentação para a Sobrevivência da Criança (CREDOS) de Documentação para a sobrevivência da criança (CREDOS) ;***
- ***Cavaleiro da Ordem Nacional do Mali.***

Caro Mestre,

É uma grande honra para nós o facto de aceitar presidir a este júri. As suas admiráveis qualidades científicas, sociais e morais e a sua simplicidade fazem de si um Mestre respeitado por todos e testemunham também a importância que atribui à formação. Caro Mestre, permita-nos expressar a nossa humilde e profunda gratidão. Que Alá todo-poderoso lhe conceda uma longa vida.

AO NOSSO MESTRE E JUIZ

Professor Yeya dit Sadio SARRO

- ***Docente de Epidemiologia na Faculdade de Farmácia (FAPH);***
- ***Epidemiologista do Centro de Investigação e de Luta contra a Droga;***
- ***Investigador sénior do Centro de Investigação Clínica da Universidade (UCRC).***

Caro Mestre,

Não nos surpreende que tenha aceite fazer parte deste júri, dado o seu gosto pelo trabalho bem feito e a sua disponibilidade para a formação dos estudantes. A sua modéstia, o seu rigor científico e as suas qualidades humanas fazem de si um professor admirado e respeitado. É uma honra para nós tê-lo como membro e juiz, que Deus lhe conceda longevidade, saúde e felicidade.

AO NOSSO MESTRE E JUIZ

Dr. Moussa Almamy COULIBALY

- ***Doutor em Farmácia ;***
- ***Promotor da farmácia M'PEWO;***
- ***Membro do gabinete nacional do SYNAPPO desde 1996;***
- ***Vice-Presidente do SYNAPPO ;***
- ***Membro fundador do Fórum Farmacêutico Internacional Africano;***
- ***Diretor da Laborex Mali desde 2012.***

Caro Mestre,

Apesar das suas múltiplas actividades, deu-nos a honra de aceitar corrigir e julgar este trabalho com rigor e objetividade. As suas qualidades humanas e intelectuais, a sua simplicidade e as suas qualidades científicas fazem de si um exemplo a seguir. Aceite a nossa mais profunda gratidão e os nossos sinceros agradecimentos.

AO NOSSO MESTRE E CO-Diretor de teses Pr Issa COULIBALY

- ***Docente de Gestão na FMOS e na FAPH;***
- ***Chefe do serviço de exames e concursos da FAPH ;***
- ***Mestrado em gestão de estabelecimentos de saúde;***
- ***Doutoramento em Gestão /UCAD Senegal ;***
- ***Presidente da Ordem dos Farmacêuticos de Koulikoro ;***
- ***Farmacêutico praticante no Hospital Universitário Pr BSS em Kati.***

Caro Mestre,

O vosso vasto conhecimento científico e honestidade intelectual conquistaram a nossa admiração. Sentimo-nos muito orgulhosos e honrados por sermos contados entre os seus discípulos. Caro Mestre, é um grande prazer expressar-lhe aqui, solenemente, a nossa profunda gratidão e os nossos sinceros agradecimentos.

AO NOSSO DIRECTOR DE MESTRADO E DE TESE

Professor Oumar SANGHO

- ***Professor Associado de Epidemiologia ;***
- ***Doutoramento em Epidemiologia;***
- ***Diploma Inter-Universitário EPIVAC (DIU) ;***
- ***Certificado de promoção da saúde ;***
- ***Docente e pesquisador do Departamento de Ensino e Pesquisa em Saúde Pública e Especialidades (DERSP) / FMOS / USTTB ;***
- ***Antigo Diretor Médico do Distrito Sanitário de Niono.***

Caro Mestre

Estamos-lhe muito gratos pelo acolhimento e orientação que recebemos ao longo da nossa estadia no Departamento de Ensino e Investigação em Saúde Pública e Especialidades. As suas qualidades humanas e intelectuais, a sua generosidade, a sua simpatia, a sua disponibilidade para as nossas múltiplas solicitações e a sua colaboração foram de particular interesse. Podem ter a certeza de que os vossos conselhos e ensinamentos não foram em vão e que estamos muito orgulhosos de sermos contados entre os vossos alunos.

ÍNDICE DE CONTEÚDOS

DEDICAÇÃO 1

AGRADECIMENTOS 3

HOMENAGENS AOS MEMBROS DO JÚRI 7

INTRODUÇÃO 11

OBJECTIVOS 12

GERAL 13

METODOLOGIA 30

RESULTADOS 35

COMENTÁRIOS E DEBATE 45

CONCLUSÃO E RECOMENDAÇÕES 48

REFERÊNCIAS 49

INTRODUÇÃO

O cancro é uma doença caracterizada pela proliferação descontrolada de células, associada a uma fuga aos mecanismos reguladores que asseguram o desenvolvimento harmonioso do nosso corpo e a coexistência entre células normais (1). O cancro é uma das principais causas de morbilidade e mortalidade no mundo (2), prevendo-se que o número de novos casos de cancro a nível mundial aumente de 14 milhões em 2012 para quase 22 milhões em 2030 (2). De acordo com a Organização Mundial de Saúde (OMS), registam-se anualmente cerca de 1,1 milhões de novos casos de cancro em África e cerca de 700 000 mortes por esta doença (3). O cancro é a causa de quase 10 milhões de mortes até 2020 e é responsável por uma em cada seis mortes em todo o mundo (4). De acordo com a Globocan, 72,15% dos 14 185 novos casos de cancro no Mali em 2020 foram fatais (5). Um estudo retrospetivo revelou que 31,8% dos 924 casos de cancro não tinham recebido tratamento adequado (4). O cancro da mama, juntamente com o cancro do colo do útero, da próstata, do fígado e colorrectal, representa quase metade de todos os novos casos de cancro notificados anualmente no continente (3). A urbanização, a incidência de doenças infecciosas como a SIDA, a falta de profissionais de saúde com formação no tratamento do cancro e a falta de instalações e equipamentos específicos (6). A OMS sublinha que a "pobreza" é um fator determinante da prevalência do cancro (7). Os doentes africanos só são diagnosticados numa fase avançada (estádio 2 ou 3) da doença (7). Os profissionais de saúde estão alarmados e receiam que o cancro "se torne em breve a principal causa de morte em África" (6). A África sofre de desigualdade de acesso aos cuidados de saúde e de falta de prevenção (7). A quimioterapia, a terapia hormonal, a cirurgia e a radioterapia são os pilares do tratamento do cancro (7). O tratamento do cancro é um verdadeiro desafio nos países em desenvolvimento, nomeadamente no Mali (7). O diagnóstico tardio, a indisponibilidade de certos meios terapêuticos e medicamentos anti-cancro e o custo elevado do tratamento são razões que podem explicar a falta de acesso a estas terapias. (8). De acordo com um estudo realizado na farmácia hospitalar do CHU du Point G em 2022, a percentagem média de medicamentos anticancerígenos disponíveis era de 63,64%, dificultando a continuidade dos cuidados gratuitos e prolongando os tempos de espera para a quimioterapia (4). A farmácia M'PEWO é uma das maiores farmácias do Mali e uma referência em termos de dispensa de produtos anticancerígenos. Dada a escassez de estudos sobre os medicamentos anti-cancro nas farmácias privadas, pareceu-nos importante realizar este estudo na referida farmácia.

OBJECTIVOS

2.1. Objetivo geral :

Estudar a distribuição de medicamentos anti-cancro na farmácia privada M'PEWO de agosto de 2023 a julho de 2024.

2.2. Objectivos específicos :

• Determinar as caraterísticas sócio-demográficas dos pacientes submetidos a tratamento anti-cancro;

• Identificar o tipo de cancro ou de órgão doente nos pacientes;

• Identificar as caraterísticas regulamentares das receitas médicas;

• Determinar a disponibilidade de moléculas anticancerígenas utilizadas no tratamento do cancro solicitadas à farmácia M'PEWO;

• Identificar as moléculas anticancerígenas utilizadas no tratamento do cancro solicitadas à farmácia M'PEWO;

• Determinar o preço médio dos medicamentos contra o cancro praticado na farmácia M'PEWO.

GERAL

3.1. CÂNCER

3.1.1. Definição (1):

O cancro é uma doença causada por uma célula inicialmente normal cujo programa se altera e a transforma. Multiplica-se e produz células anormais que proliferam de forma descontrolada e excessiva. Ao multiplicarem-se de forma descontrolada e ao modificarem o seu ambiente, as células cancerosas dão origem a tumores cada vez maiores que se desenvolvem invadindo e destruindo as zonas que as rodeiam (órgãos). As células cancerosas podem também espalhar-se para fora de um órgão, formando um novo tumor (metástases), ou circular em forma livre. Em medicina, o termo tumor (do latim tumere, inchar) refere-se a um aumento do volume de um tecido, sem especificar a causa. Trata-se de uma nova formação de tecido corporal (neoplasia) que ocorre na sequência de uma perturbação do crescimento celular, benigna ou maligna (quando se trata de um tumor maligno, é designado por cancro) (9).

3.1.2. Tipos de cancro(10)

Os diferentes tipos de cancro são determinados pela sua histologia, ou seja, pela natureza do tecido em que se desenvolvem. É feita uma distinção entre :

- Carcinomas: as células cancerosas surgem num epitélio, ou seja, num tecido que cobre as superfícies internas (tecido de revestimento dos órgãos) ou externas (epiderme, por exemplo). Esta família inclui os adenocarcinomas, que se desenvolvem a partir do epitélio de glândulas como a mama e a próstata.
- Sarcomas: as células cancerosas aparecem num tecido de "suporte", como o osso, a gordura ou o músculo. São denominados osteossarcomas (sarcomas ósseos), lipossarcomas (sarcomas do tecido adiposo) e rabdomiossarcomas (sarcomas do músculo estriado).
- Cancros hematopoiéticos ou hematológicos: as células cancerosas surgem na medula óssea, que produz as células sanguíneas (glóbulos vermelhos, glóbulos brancos e plaquetas) e os seus precursores. Podem igualmente surgir noutros órgãos linfóides (timo, gânglios linfáticos, etc.), no baço, nas amígdalas, etc.). Existem três famílias de cancros hematológicos: as leucemias, os mielomas e os linfomas.

3.1.3. Classificação e estadiamento dos cancros (10) :

O cancro evolui de forma diferente consoante se trate de um tumor sólido (carcinoma ou sarcoma) ou de um cancro hematopoiético. No momento do diagnóstico, para além de identificar o tipo de cancro, os médicos definem o grau de propagação da doença (com base na extensão e no volume do tumor), ou seja, o seu estádio. Para o efeito, utilizam sistemas de classificação.

- Classificação dos tumores sólidos :

Para determinar o estádio do cancro, os médicos utilizam mais frequentemente um sistema de classificação internacional denominado TNM (Tumor, Nódulo, Mestástase), baseado em :

• O tamanho do tumor (T) ;

• Se os gânglios linfáticos estão ou não afectados por células cancerosas (N, do inglês Node que significa gânglio linfático);

• A presença ou ausência de metástases noutras partes do corpo (M).

Existem 5 estádios diferentes, numerados de 0 a IV. O estadiamento varia em função do tipo de cancro. Nota: Existem também outros sistemas de classificação para os tumores sólidos, como a classificação FIGO para o cancro do ovário e do colo do útero, por exemplo. Esta classificação distingue cinco estádios:

• O estádio 0 corresponde a um tumor in situ;

• O estádio 1 corresponde a um tumor único e pequeno;

• A fase 2 corresponde a um volume local maior;

• O estádio 3 corresponde à invasão dos gânglios linfáticos ou dos tecidos vizinhos;

• O estádio 4 corresponde a uma disseminação mais extensa no corpo sob a forma de metástases.

- Classificação dos cancros hematopoiéticos :

No caso dos cancros hematopoiéticos, cada tipo de cancro tem a sua própria classificação. Por exemplo, a classificação Durie-Salmon é utilizada para o mieloma múltiplo. Determina 2 estádios, A e B, com base em medições de determinados elementos no sangue e em radiografias do esqueleto.

3.1.4. Mecanismo de carcinogénese (11) :

A transformação maligna é o processo complexo pelo qual as células cancerosas se desenvolvem a partir de células saudáveis. Envolve várias fases:

• Início: uma alteração no material genético de uma célula (mutação) prepara-a para se tornar maligna. Uma alteração do material genético da célula pode ocorrer espontaneamente através de um acontecimento aleatório ou de uma mutação genética, ou ser provocada pela exposição externa a uma substância que provoca cancro (carcinogéneo).

• Promoção: Os agentes responsáveis, designados por promotores, podem ser substâncias presentes no ambiente externo ou certos medicamentos, como as hormonas sexuais (por exemplo, a testosterona tomada para estimular a libido e a energia sexual nos homens idosos). Ao contrário dos carcinogéneos, os promotores não são, por si só, a causa direta do cancro. No entanto, permitem que a célula que foi iniciada se torne cancerosa. No entanto, a promoção não tem qualquer efeito nas células não iniciadas. Alguns agentes cancerígenos são suficientemente potentes para não necessitarem de promotores para induzir o cancro. Por exemplo, a radiação ionizante

• Disseminação: Um cancro pode desenvolver-se (invadir) diretamente no tecido circundante ou espalhar-se para tecidos ou órgãos adjacentes ou distantes. A doença pode também propagar-se através do sistema linfático, o que é típico no caso dos carcinomas. Só mais tarde é que se propaga para locais distantes. O tumor pode também propagar-se através da corrente sanguínea. Este tipo de disseminação é típico dos sarcomas.

3.1.5. História (7):

Foi Hipócrates (460-377 a.C.), o pai da medicina grega, que deu o seu nome à doença: a palavra "cancro" vem do latim grego "Karkinos" que significa "caranguejo".

"Esta é a origem do termo "carcinoma" (outro nome para o cancro). Hipócrates baseava-se na "teoria dos humores", uma teoria que prevaleceu até meados do século XVIIème . Esta teoria explicava que a maior parte das doenças, e os cancros em particular, eram causados por um desequilíbrio entre as quatro substâncias do corpo: a linfa (ou fleuma), o sangue, a bílis amarela produzida pelo fígado e a bílis negra.

3.1.6. Epidemiologia (12):

O cancro é uma das principais causas de morte no mundo, sendo responsável por quase 10 milhões de mortes em 2020, ou seja, quase uma em cada seis mortes. Todos os anos, cerca de 400 000 crianças desenvolvem cancro. Os cancros mais comuns em 2020 (em termos de novos casos) foram :

• Mama (2,26 milhões de casos) ;

• Pulmão (2,21 milhões de casos; 1,80 milhões de mortes) ;

• Cólon e reto (1,93 milhões de casos; 916.000 mortes) ;

• Próstata (1,41 milhões de casos) ;

• Pele (exceto melanoma) (1,20 milhões de casos); e

• Estômago (1,09 milhões de casos; 769.000 mortes).

Embora a incidência do cancro seja atualmente mais baixa em África do que no resto do mundo, a mortalidade por cancro é proporcionalmente mais elevada em África do que no resto do mundo, com uma estimativa de 850 000 novos casos e 590 000 mortes em 2012, 1 Prevêem-se 400 000 novos casos e 1 050 000 mortes até 2030 (se não forem tomadas medidas). De acordo com a Globocan (5), o Mali registou 72,15% das mortes devido a 14 185 novos casos de cancro em 2020. De acordo com a Globocan, o número de novos casos de cancro deverá aumentar de 14 200 em 2020 para 28 300 em 2040 (13). Em 2019, foram registados 1 545 casos de cancro só no distrito sanitário de Bamako, de acordo com o Registo Nacional de Cancro (14).

O cancro é tratado em três hospitais públicos (Hôpital du Mali, CHU Gabriel Touré e CHU Point G). Apenas o Hospital do Mali dispõe de um serviço de radioterapia. Os hospitais Point G e Gabriel Touré registaram um grande número de casos de cancro, com 41,4% e 25,9%, respetivamente, de acordo com um estudo retrospetivo, que também salienta que, em 2020, a maioria dos pacientes era do sexo feminino (59%, 1.4858 pacientes) (7).

3.1.7. Factores de risco (10)

O cancro nunca é o resultado de uma única causa. É necessária uma combinação de factores, todos eles susceptíveis de interagir, para que a doença se desenvolva. Foram identificados vários destes factores, tanto externos como internos.

➢ Factores externos :

Estão ligados ao ambiente (radiações, vírus, produtos industriais, etc.) ou ao estilo de vida (tabaco, álcool, alimentação, etc.). Está provado que os ataques repetidos ao ADN das células por certos produtos químicos, como o tabaco, ou por radiações (nucleares ou solares) favorecem o desenvolvimento das células cancerosas. Os vírus e as bactérias podem também estar na origem de certos cancros, como o cancro do colo do útero ligado ao vírus do papiloma humano, o cancro do fígado ligado ao vírus da hepatite B e o cancro do estômago ligado à bactéria Helicobacter pylori.

➢ Factores internos: Estes incluem a idade e a hereditariedade.

O envelhecimento desempenha um papel fundamental. Embora os cancros possam surgir em qualquer idade, são muito mais frequentes a partir dos 60 anos. Este facto deve-se à acumulação de agressões externas a que as células estão sujeitas e, provavelmente, à menor eficácia dos mecanismos de reparação do ADN nas pessoas mais velhas.

A hereditariedade também pode desempenhar um papel importante. Algumas pessoas têm mais probabilidades de desenvolver cancro do que outras porque, à nascença, já são portadoras de mutações num ou mais dos seus genes, mutações essas herdadas dos pais e presentes em todas as suas células.

- Predisposição genética para o cancro :

A mutação que ocorre durante a divisão celular afecta o ADN de uma célula da linha germinal, ou seja, uma célula envolvida na reprodução e na fertilização (óvulos e espermatozóides). Isto significa que a mutação pode ser transmitida aos descendentes. Se for esse o caso, a mutação está presente em todas as células do corpo da descendência. Quando este tipo de mutação está implicado num cancro, fala-se de uma forma hereditária ou de uma predisposição genética para o cancro.

3.2. QUIMIOTERAPIA

3.2.1. Definição (15):

A quimioterapia é um tratamento que consiste na administração de medicamentos que actuam sobre as células cancerosas, quer destruindo-as quer impedindo-as de se multiplicarem. Estes medicamentos não são selectivos nem dirigidos e actuam sobre as outras células sãs do organismo, nomeadamente as células que se multiplicam rapidamente (medula óssea, cabelo, pele, etc.), o que explica os efeitos secundários da quimioterapia. O objetivo da quimioterapia é perturbar os processos essenciais à multiplicação das células tumorais.

3.2.2. História (7) :

Paul Ehrlich, Prémio Nobel da Medicina em 1908, o nascimento da quimioterapia (não principalmente para combater o cancro, como se poderia pensar, mas a sífilis, que estava na moda no início do século XX). Durante a Segunda Guerra Mundial, os soldados americanos sofreram todo o impacto da utilização de gás mostarda azotado pelo inimigo. Desenvolveram sintomas preocupantes, com uma diminuição anormal e significativa dos glóbulos brancos. Dois eminentes farmacologistas da Universidade de Yale, Alfred Gilman e Louis Goodman, a pedido do Ministério da Defesa dos Estados Unidos, tiveram a ideia engenhosa de utilizar agentes mostarda para tentar travar a inevitável proliferação descontrolada de glóbulos brancos inerente à leucemia. Os testes em ratos foram conclusivos. Nos seres humanos, um gás derivado da mostarda foi injetado por via intravenosa para tratar com sucesso o linfoma não-Hodkigniano em 1946. No entanto, a medula óssea falhou e o gás mostarda revelou as suas limitações, com a morte do doente em 1948. Os melhoramentos eram mais necessários do que nunca.

A primeira verdadeira quimioterapia anti-cancro foi desenvolvida por Sidney Farber, um patologista da Universidade de Harvard. Centrou-se no ácido fólico (uma vitamina que desempenha um papel fundamental no metabolismo do ADN). Rodeado por um círculo de especialistas, produziu análogos do folato, anulando o ácido fólico e, ao mesmo tempo, o crescimento exponencial de células leucémicas facilmente divisíveis. Isto conduziu ao impensável: a remissão em crianças que sofriam de leucemia linfoblástica aguda (uma das duas formas de cancro do sangue que afecta os linfócitos, enquanto a leucemia mieloide afecta os glóbulos brancos polinucleares). Os pequenos doentes tiveram mesmo o prazer de recuperar uma medula óssea normal, como se a doença tivesse sido apenas um sonho mau. No entanto, o metotrexato (o seu agente mais eficaz) revelou os seus limites, com uma rara cura completa.

A quimioterapia é atualmente utilizada em grande escala e muitos especialistas em todo o mundo estão a investigar ou a desenvolver novas moléculas anticancerígenas com uma vasta gama de métodos de administração. O seu objetivo ideal é reduzir a legião dos chamados efeitos "secundários" ou "indesejáveis" que tanto incomodam os doentes. O tratamento combinado é uma abordagem vantajosa, explorada desde meados dos anos sessenta. A precisão, que se concentra exclusivamente nas zonas cancerosas, foi melhorada para um maior "conforto" , o que é conhecido como terapia orientada. Embora a quimioterapia possa ainda parecer assustadora à primeira vista, é também uma fonte de imensa esperança, que conquistou agora uma base de doentes mais calma por dentro e mais confiante à luz dos progressos que estão a ser feitos.

3.2.3. Tipos de quimioterapia (7) :

- Quimioterapia curativa

A quimioterapia é a etapa principal (geralmente complementar a outra etapa) que pode conduzir à recuperação. Se não for efectuada corretamente, pode ser uma perda de tempo e comprometer as hipóteses de recuperação dos doentes.

- Quimioterapia adjuvante e neoadjuvante

• Quimioterapia adjuvante :

Nesta situação, a quimioterapia é utilizada porque sabemos que, estatisticamente, os doentes têm mais hipóteses de sobreviver com a quimioterapia. No entanto, para um determinado doente, isto não é necessariamente verdade: os efeitos indesejáveis da quimioterapia podem anular o efeito positivo esperado da quimioterapia. Pode ser prescrita após o procedimento mais essencial (cirurgia ou radioterapia). A quimioterapia "neo-adjuvante" não deve ser confundida com a quimioterapia curativa, uma vez que o procedimento seguinte pode "compensar" o fracasso do tratamento médico.

• Quimioterapia neoadjuvante :

O seu objetivo é reduzir o tumor primário e, se possível, facilitar a cirurgia de remoção. Por exemplo, a quimioterapia neo-adjuvante da mama pode permitir efetuar uma cirurgia conservadora válida e evitar o trauma psicológico da mastectomia.

- Quimioterapia paliativa :

O seu objetivo é prolongar a sobrevivência do doente ou melhorar o seu conforto. Nestes casos, é necessária uma atitude cautelosa na escolha da terapêutica combinada, que deve ser o menos tóxica possível e acessível.

3.3. MEDICAMENTOS ANTI-CANCERÍGENOS

3.3.1. Definição (16):

Um medicamento anticancerígeno é concebido para lutar contra o cancro, seja qual for o seu mecanismo. Pode destruir as células malignas, cujo crescimento espontâneo não conhece limites, ou parar esse crescimento, ou ainda ajudar o organismo a livrar-se delas de forma mais eficaz.

3.3.2. Classificação (17) :

Os medicamentos anti-cancro são classificados pela OMS como antineoplásicos e imunomoduladores. O seu alvo é a célula tumoral, cuja acessibilidade varia no tempo e no espaço em função da sua posição no ciclo celular e da sua localização no organismo. É possível distinguir entre as quimioterapias oncológicas "clássicas", que actuam sobre a proliferação celular (quadro I), e as terapias dirigidas, cuja atividade é mais específica a determinadas fases da oncogénese (transdução de sinais de proliferação, morte celular, angiogénese, etc.). A sua toxicidade é geralmente inferior à das terapias convencionais.

Tabela I: Classificação dos fármacos anti-cancro antiproliferativos de acordo com os seus mecanismos de ação.

Alquilantes	
Formação de aductos covalentes com o ADN: inibição da sua transcrição e síntese. replicação	
Mostardas azotadas	Ciclofosfamida, ifosfamida, clorambucil, melfalano
Aziridinas	Mitomicina
Sais de platina	Cisplatina, carboplatina, oxaliplatina
Nitrosoureias	Carmustina, folemustina, estreptozocina
Intercalantes	
Inserção entre dois pares de bases de ADN consecutivos: inibição da sua transcrição e a sua reprodução	
Antraciclinas doxorrubicina, daunorrubicina, epirrubicina,	
Inibidores da topoisomerase	
Estabilização dos complexos de clivagem do ADN induzida pelas topoisomerases: morte celular	
Camptotecas	Irinotecano, topotecano
Epipodofilotoxinas	Etoposido
Antimetabolitos	
Análogos estruturais de compostos essenciais para a síntese de ácidos nucleicos	
Antagonistas do ácido fólinico Análogos de bases purínicas pirimidinas	metotrexato, raltitrexedo, pemetrexedo 6-mercaptopurina, 6-tioguanina, fludarabina 5-fluorouracilo, citarabina, gemcitabina, azacitidina
VENENOS PARA O FUSO MITÓTICO	
Inibição da formação do fuso cromático que separa os cromossomas durante a mitose	
Alcalóides da vinca Taxanos	Vinblastina, vincristina, vindesina, vinorelbina Paclitaxel, docetaxel, cabazitaxel

Imunomoduladores (24) :

Os inibidores do CTLA-4 (Ipilimumab), os inibidores do PD-1 (Pembrolizumab) e os inibidores do ligando PD-L1 (Nivolumab e Atezolizumab) são todos anticorpos monoclonais que inibem os linfócitos T ao impedir a interação ligando-recetor. São conhecidos como inibidores do ponto de controlo imunitário. O resultado é a ativação dos linfócitos, que atacam as células tumorais, daí o seu efeito terapêutico. Os imunomoduladores da família IMiD, a talidomida e os seus derivados lenalidomida e pomalidomida, têm efeitos anti-angiogénicos, um efeito antitumoral direto, uma interação com o microambiente da medula óssea e uma ação imunomoduladora. Interferão alfa 2A, alfa 2B e interleucina 2: estas proteínas recombinantes têm os mesmos mecanismos de ação e as mesmas propriedades que os seus homólogos naturais. Desempenham um papel imunoestimulador importante na expansão e ativação dos linfócitos T.

Quadro II: Classificação dos imunomoduladores utilizados no tratamento do cancro

Inibidores do CTLA-4	Ipilimumab
Inibidores PD-1	Pembrolizumab
Inibidores do ligando PD-L1	Nivolumab, Atezolizumab
IMiD	Talidimida, lenalidomida
Interferões e interleucinas	Interferão Alfa 2A, Interleucina 2

3.3.3. Princípio das associações (7):

Em casos excepcionais, é utilizado um único medicamento; mais frequentemente, é utilizada uma combinação de 2 a 4 medicamentos, cuja ação deve ser concentrada nos tecidos tumorais e, pelo contrário, diversificada nos tecidos normais. Os medicamentos utilizados para tratar um tumor devem, por conseguinte, ser :

✓ Todos são activos no tumor em questão;

✓ Tão diferentes quanto possível em termos de toxicidade

✓ Diferentes famílias e modos de ação para atingir o maior número possível de células cancerosas, independentemente da sua situação metabólica em relação ao ciclo celular.

É o que se designa por protocolo terapêutico. Os protocolos de quimioterapia são determinados em função das caraterísticas do doente e do seu cancro. Os protocolos de quimioterapia são determinados em função das caraterísticas do doente e do seu cancro e alternam entre fases de administração dos medicamentos (os ciclos de tratamento) e fases de repouso para permitir a recuperação do organismo. A escolha da quimioterapia baseia-se em vários critérios: tipo de cancro e estado de evolução, localização do tumor, idade, estado de saúde, antecedentes médicos, etc. Todos estes factores são tidos em conta pela equipa médica para propor ao doente um programa de cuidados personalizados (PPS) (25).

O número de ciclos de tratamento depende igualmente do protocolo, assim como o intervalo de repouso entre cada administração de medicamentos, que pode variar de 1 a 4 semanas. Além disso, o tratamento pode ser alterado no decurso do tratamento (espaçamento dos tratamentos, alteração das moléculas, etc.) em função da sua eficácia e/ou da evolução do estado de saúde do doente. Durante o primeiro ciclo de quimioterapia, é por vezes necessário um curto período de acompanhamento em regime de internamento, para verificar possíveis reacções aos produtos. Atualmente, mais de 70% dos tratamentos de quimioterapia subsequentes são efectuados em regime de ambulatório: os doentes deslocam-se ao hospital ou à clínica para receberem o tratamento de quimioterapia e regressam a casa no mesmo dia. Em determinadas situações, o internamento no domicílio também é possível. A administração é então efectuada por um enfermeiro especializado, um fisioterapeuta ou um nutricionista, consoante o caso.

3.3.4. Os principais medicamentos anticancerígenos e o seu mecanismo de ação (7): A maioria dos medicamentos de quimioterapia pode ser subdividida em :

- Venenos fusiformes/antimitóticos
- Agentes alquilantes
- Antimetabolitos
- Antibióticos anti-tumorais
- Inibidores da topoisomerase

Todos estes medicamentos afectam, em certa medida, a mitose ou a síntese e a função do ADN.

- Medicamentos que actuam sobre o fuso / antimitóticos (21)

✓ Vinca-alcalóides (Vincristina, Vinblastina, Vindesina, Vinorelbina)

Trata-se de derivados hemi-sintéticos de uma molécula extraída da pervinca de Madagáscar

(Catharanthus roseus). Inibem a polimerização da tubulina, que desempenha um papel essencial na formação do fuso mitótico. São os únicos verdadeiros "antimitóticos" e são utilizados estritamente por via intravenosa; o extravasamento provoca necrose cutânea. Principais indicações: leucemia linfoide, linfoma, doença de Hodgkin, cancro do pulmão de células não pequenas, cancro da mama.

✓ Taxanos (Paclitaxel, Docetaxel)

Trata-se de moléculas extraídas do teixo (Taxus brevifolia Taxus baccata). Impedem a polimerização da tubulina. São também verdadeiros antimitóticos, bloqueando a célula em metafase. A sua administração é estritamente intravenosa.

- Agentes alquilantes

Estes produtos são susceptíveis de induzir um grupo alquilo no ADN, formando pontes estáveis entre as cadeias de ADN que já não se podem separar e desempenhar o seu papel na mitose. Estes medicamentos actuam, portanto, alterando a estrutura molecular do ADN. Este grupo inclui :

✓ Mostardas azotadas

Estes são : Clorambucil, ciclofosfamida, ifosfamida e melfalano. Trata-se de moléculas sintéticas (extraídas de culturas de Saccharomyces). Estes medicamentos formam moléculas electrofílicas que se ligam covalentemente às bases do ADN. Estes rearranjos provocam quebras no ADN e pontes intra ou inter-filares que inibem o progresso da ADN polimerase.

✓ Nitrosoureias

São elas: endamusstina, carmutina, fotemustina, lomustina, estreptozocina.

✓ Sais de platina

Cisplatina, Carboplatina, Oxaliplatina, Dacarbazina. Trata-se de moléculas sintéticas. Formam intermediários electrofílicos que se ligam covalentemente às bases nucleicas e criam pontes intratrilho que perturbam a replicação do ADN.

- Análogos estruturais ou antimetabolitos (21)

São antagonistas das bases purinas e pirimidinas envolvidas na síntese dos ácidos nucleicos.

✓ Análogos da purina: mercaptopurina, clofaratina, cladribina.

✓ Análogos da pirimidina: Citarabina, fluorouracilo, capecitabina.

✓ Análogos do ácido fólico: metotrexato, raltitrexed.

Estes medicamentos interferem com a síntese de ADN, inibindo as enzimas necessárias para a produção de nucleótidos. O metotrexato é um potente antagonista do ácido fólico.

- Antibióticos anti-tumorais (21)

✓ Antraciclinas intercaladas

Trata-se de antibióticos intercalares extraídos de culturas de fungos microscópicos (Streptomyces pencetius caesius) e modificados quimicamente por hemi-síntese. São essencialmente a doxorrubicina e a daunorrubicina.

✓ Streptomyces

São elas: a actinomicina, a bleomicina e a mitomicina, que inibem a transcrição do ADN.

no ARN.

- Inibidores da topoisomerase :

Enzimas essenciais de reparação do ADN (torção excessiva)

- Inibidores da Topoisomerase I

Os inibidores da topoisomerase I são uma classe recente de medicamentos anticancerígenos. São derivados hidrossolúveis da camptotecina, extraída da planta chinesa Camptotheca acuminata: Irinotecano, Topotecano.

- Inibidores da Topoisomerase II

São derivados da podopila (podophyllum peltatum): podofilotoxina, etoposido, tenoposido.

3.3.5. Estudo monográfico de algumas moléculas:

3.3.5.1. Carboplatina :

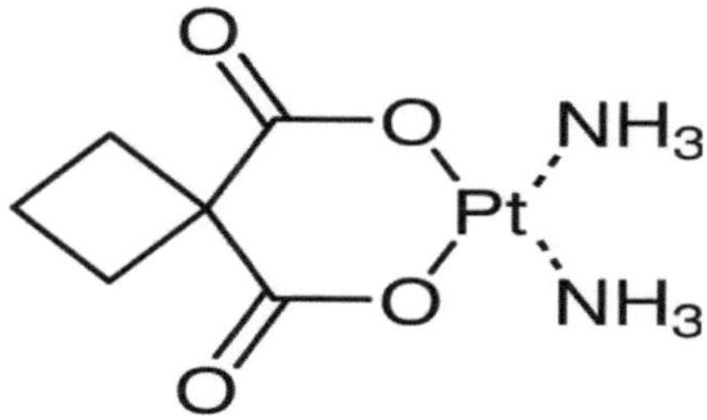

Figura 1: Estrutura química da carboplatina (18)

- Propriedades :

Agente alquilante derivado da platina que inibe a síntese de ADN através da formação de pontes inter e intracatenais, com menor toxicidade a nível renal, auditivo, neurológico e digestivo. Não requer hiper-hidratação ou diurese forçada, mas tem mielotoxicidade mais marcada (19).

- Indicações (20):

✓ Cancro broncopulmonar de pequenas células

✓ Cancro do ovário

✓ Cancro do ouvido

- Contraindicação (20):

✓ Amamentação

✓ Aplasia da medula óssea

✓ Gravidez

✓ Hipersensibilidade a um dos ingredientes

✓ Hipersensibilidade aos derivados da platina

✓ Insuficiência renal grave: depuração da creatinina

✓ Tumor hemorrágico

3.3.5.2. Doxorrubicina :

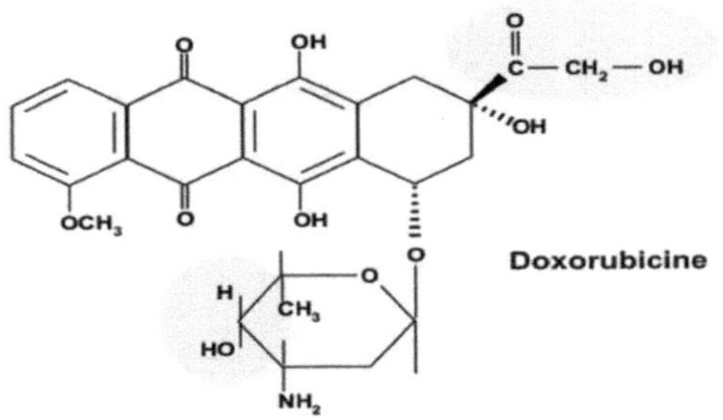

Figura 2: estrutura da doxorrubicina (21)

• Mecanismo de ação (22):

A doxorrubicina é um antibiótico citotóxico do grupo das antraciclinas que pode exercer os seus efeitos anticancerígenos através de vários mecanismos, incluindo a inibição da topoisomerase II, a intercalação com as polimerases do ADN e do ARN, a inibição da helicase e a formação de radicais livres.

• Indicações (21) :

São bastantes;

- ✓ Carcinoma da mama
- ✓ Sarcomas dos ossos e dos tecidos moles.
- ✓ Doença de Hodgkin, linfoma não-Hodgkin
- ✓ Tumores sólidos em crianças
- ✓ Cancros do pulmão
- ✓ Leucemia aguda e crónica

• Dosagem (21) :

A dose habitual é de cerca de 30 a 50 mg/m^2 de três em três semanas.

É administrado exclusivamente por via intravenosa.

• Contra-indicações (23) :

✓ Amamentação

✓ História recente de enfarte do miocárdio

✓ Aplasia da medula óssea

✓ Arritmia grave

✓ Doses máximas cumulativas atingidas durante o tratamento anterior com antraciclinas

✓ Gravidez

✓ Hematúria

✓ Hipersensibilidade a um dos ingredientes

✓ Hipersensibilidade às antraciclinas

✓ Infeção do trato urinário

✓ Inflamação da bexiga

✓ Insuficiência cardíaca grave

✓ Insuficiência hepática grave

3.3.5.3. Paclitaxel :

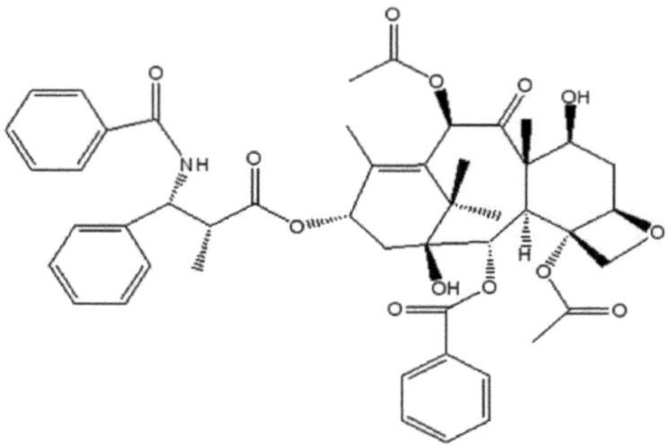

Figura 3: estrutura do paclitaxel (24)

• Mecanismo de ação (24) :

Ao contrário de outros medicamentos anticancerígenos de ligação à tubulina, que impedem a montagem da tubulina em microtúbulos, o paclitaxel promove a montagem da tubulina em microtúbulos e impede a dissociação dos microtúbulos, bloqueando a progressão do ciclo celular, impedindo a mitose e inibindo o crescimento das células cancerígenas.

Indicações (25) :

✓ Cancro do pulmão de células não pequenas

✓ Cancro do ovário avançado

✓ Cancro do ovário metastático, tratamento de 2ª linha

✓ Cancro da mama, tratamento adjuvante

✓ Cancro da mama localmente avançado

✓ Cancro da mama metastático

✓ Cancro da mama metastático HER2 positivo

✓ Sarcoma de Kaposi associado à SIDA, tratamento de 2ª linha

• Métodos de administração (25) :

✓ Intravenoso (infusão)

✓ A diluir antes da administração

✓ Pré-medicação com anti-histamínicos H1 e H2 e corticosteróides

✓ Dosagem a ser adaptada de acordo com a tolerância

✓ Tratamento a administrar por ciclo de tratamento

• Contra-indicações (25) :

✓ Amamentação

✓ Gravidez

✓ Hipersensibilidade a um dos ingredientes

✓ Infeção não controlada

- ✓ Infeção grave
- ✓ Insuficiência hepática grave
- ✓ Neutropenia.

METODOLOGIA

4.1. Enquadramento do estudo

O estudo foi realizado na farmácia privada M'PEWO, situada em Lafiabougou (Rue 466 Porte 991), perto do hospital distrital da comuna IV, que começou a funcionar em 1 de setembro de 1994. Conta com cerca de quarenta pessoas (farmacêutico-chefe, assistentes farmacêuticos, estagiários, comerciais, estagiários, assistentes e seguranças). Está aberto 24 horas por dia, 7 dias por semana e pode ser contactado em 20293062. É composto por :

- ✓ O gabinete do farmacêutico ;
- ✓ O gabinete dos assistentes ;
- ✓ Uma área de vendas com 9 computadores de vendas e um computador para a caixa;
- ✓ Seis armazéns de produtos;
- ✓ Uma sala de receção de produtos ;
- ✓ Um bengaleiro, uma sala de jantar, casas de banho e um local de oração.

A dispensa foi efectuada por três (3) turnos, nomeadamente o turno da manhã, o turno da noite e o turno de serviço, com horários de trabalho das 8h00 às 16h00, das 15h00 às 22h30 e das 22h00 às 8h00, respetivamente. Durante o período do inquérito, os pacientes com uma prescrição contendo um medicamento anticancerígeno eram encaminhados para o investigador, que dispensava o medicamento e aproveitava para registar o inquérito sob a forma de um questionário.

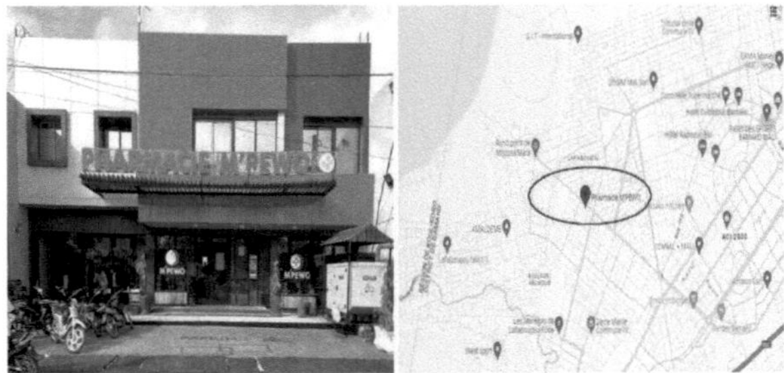

Figura 4: Fotografia e captura de ecrã da geolocalização da farmácia M'PEWO (Fotos Maiga).

4.2. Período de estudo

O nosso estudo foi realizado de 1 de agosto de 2023 a 18 de julho de 2024, com um período de inquérito de

6meses, de 1er de dezembro de 2023 a 31 de maio de 2024.

4.3. Tipo de estudo

Trata-se de um estudo transversal.

4.4. População do estudo

A população do estudo era constituída por todas as receitas que continham pelo menos um medicamento anticancerígeno.

4.5. Amostragem

❖ Técnica de amostragem :

Selecionámos uma amostra de todas as receitas que cumpriam os nossos critérios de inclusão, de acordo com a sua ordem de chegada.

❖ Dimensão mínima da amostra

Foi calculado utilizando a fórmula de Daniel Schwartz:

$n = z^2 \times p (1 - p) / m^2$

n = dimensão da amostra

z = nível de confiança de acordo com a distribuição normal centrada reduzida (para um nível de confiança de 95%, z = 1,96)

p = proporção de medicamentos anticancerígenos disponíveis num estudo anterior. De acordo com um estudo efectuado em 2006, a proporção de medicamentos anticancerígenos disponíveis nas farmácias privadas de Bamako era de 25,78% (8).

m = Exatidão (por exemplo, queremos saber a proporção real com uma aproximação de 10%)

n=1,962x 0,2578(1-0,2578)/0,01=73,50

Após o cálculo, a dimensão mínima da amostra é estimada em 74 prescrições.

4.6. Critérios de inclusão

O nosso estudo incluiu : Todas as receitas médicas aviadas na farmácia privada M'PEWO que contivessem pelo menos um medicamento anticancerígeno e cujo titular aceitasse ser incluído no estudo fornecendo informações complementares sobre o doente.

4.7. Critérios de não-inclusão

Não incluído no nosso estudo:

- Qualquer receita que não contenha informações sobre o prescritor;
- Qualquer pessoa com uma receita de um medicamento anti-cancro que tenha pressa em sair da farmácia, seja qual for o motivo.

4.8. Instrumentos e técnicas de recolha de dados

Os dados foram recolhidos através de um formulário de inquérito pré-estabelecido. Os dados do doente que não constavam da receita foram solicitados ao titular através de uma entrevista presencial.

❖ Variáveis recolhidas e definições operacionais

• Caraterísticas sócio-demográficas dos doentes :

Idade, género, profissão, estado civil.

• Tipo de cancro

Órgão afetado pela doença.

• Aspeto regulamentar do despacho

O objetivo era analisar se as prescrições estavam em conformidade com as regras de boa prescrição. Para tal, analisámos as seguintes variáveis: informações relativas ao prescritor (qualificação, contacto telefónico, carimbo e assinatura), data da prescrição, informações relativas ao doente (nome e apelido, idade, sexo), legibilidade da prescrição.

✓ Prescrições (26): A prescrição é um ato médico por direito próprio, baseado numa receita. Trata-se de prescrever algo a um doente com o objetivo de curar uma doença ou patologia. É regida pelo Código da Segurança Social, pelo Código da Saúde Pública e pelo Código de Deontologia Médica.

✓ Receita: qualquer suporte que contenha um medicamento anticancerígeno, apresentando estritamente informações sobre o prescritor (nome e apelido ou o seu carimbo, assinatura ou contacto telefónico). São solicitadas informações sobre o doente; se não estiverem disponíveis, são solicitadas ao doente ou à pessoa que o acompanha.

✓ O prescritor: É o médico (ou outra pessoa autorizada) que passa a receita. É identificado pelo seu carimbo, que contém normalmente o seu nome e apelido, as suas qualificações e os seus contactos.

✓ A dispensa: A dispensa de medicamentos ao doente é um ato pelo qual o farmacêutico é diretamente responsável. É uma atividade fundamental na gestão da medicação de um doente e na garantia da sua segurança (27). Corresponde a um processo intelectual que inclui: a análise farmacêutica da prescrição, quando esta existe, a análise farmacêutica de um pedido na ausência de prescrição, o acompanhamento e a eventual reavaliação do tratamento, o aconselhamento farmacêutico, a contribuição para a vigilância e o tratamento de alertas sanitários (28).

✓ Dispensadores :

▪ Farmacêutico: titular de um doutoramento em farmácia, que trabalha na farmácia como farmacêutico (farmacêutico titular e assistentes).

▪ Estagiário: estudante que completou o 5.º ano de farmácia e que está a receber formação para trabalhar numa farmácia com farmacêuticos.

▪ Estagiário: qualquer estudante do 1ère ao 5è Année Pharmacie, que segue a sua formação trabalhando na farmácia com farmacêuticos.

▪ Vendedor: qualquer pessoa com um contrato de trabalho que trabalhe na farmácia e que não tenha concluído a formação de farmacêutico.

✓ Determinação da disponibilidade de medicamentos contra o cancro :

O medicamento anti-cancerígeno prescrito está disponível na farmácia no momento do pedido e em quantidade suficiente, ou o medicamento anti-cancerígeno não está disponível ou está em quantidade insuficiente.

• Identificação de moléculas anti-cancro :

A denominação comum internacional do composto, a forma farmacêutica, a quantidade pedida e dispensada.

• Determinação do preço médio dos medicamentos contra o cancro :

O preço total das moléculas anti-cancerígenas em cada receita foi considerado para determinar o preço médio. O preço total por receita foi dividido em 8 faixas com um intervalo de 25.000 FCFA.

4.9. Recolha e análise de dados

Após a recolha dos dados, procedeu-se à pesquisa dos dados em falta e à correção dos valores aberrantes. O SPSS® versão 20 e o Excel® foram utilizados para a introdução e análise dos dados. As variáveis categóricas foram apresentadas em número de efectivos e percentagens. A média ± desvio padrão ou mediana e respetivo intervalo foram calculados a partir das variáveis quantitativas. A idade foi recodificada em 6 grupos etários com um intervalo de 15 anos. O preço foi recodificado em 8 faixas com um intervalo de 25.000FCFA. A informação foi apresentada sob a forma de tabelas e gráficos.

4.10. Considerações éticas e deontológicas

O inquérito na farmácia foi autorizado pelo farmacêutico responsável da farmácia M'PEWO antes da sua realização. O estudo foi realizado de acordo com os princípios éticos da investigação médica, nomeadamente a obtenção do consentimento verbal livre e esclarecido dos pacientes ou acompanhantes antes de os incluir no estudo e a preservação da confidencialidade dos dados. Os formulários do inquérito eram anónimos. Não registámos qualquer informação pessoal sobre os pacientes que possuíam as receitas ou sobre o prescritor. Evitou-se a identificação do doente por pessoas externas ao nosso estudo; apenas o número dos formulários foi utilizado para identificar os dados. As informações registadas no nosso formulário de inquérito foram as essenciais para o nosso estudo.

RESULTADOS

Foram analisadas 102 receitas de 85 pacientes.

5.1. Repartição dos doentes com cancro por caraterísticas sociodemográficas

5.1.1. Repartição por género

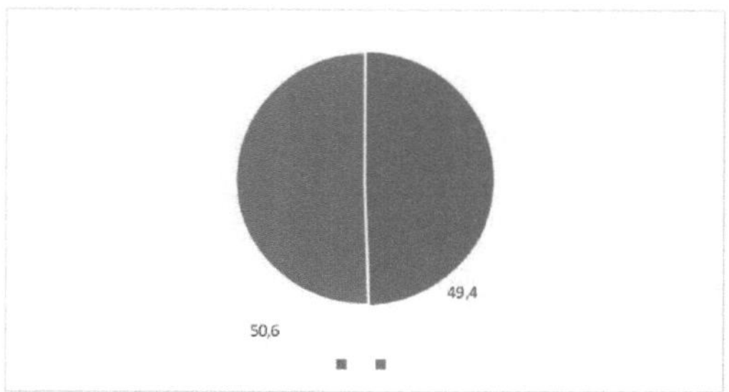

Figura 5: Distribuição por género dos doentes com cancro com base nas receitas recebidas na farmácia M'PEWO de dezembro de 2023 a maio de 2024, n=85.

As mulheres representaram 50,6% da nossa amostra. O rácio entre os sexos foi de 0,98.

5.1.2. Repartição por idade

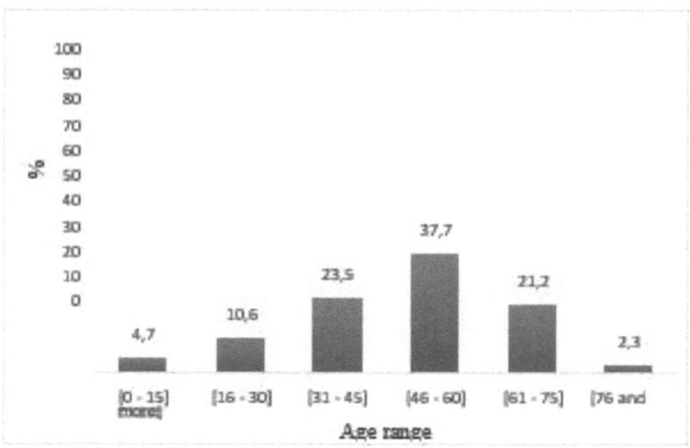

Figura 6: Repartição dos doentes com cancro por idade, com base nas receitas recebidas na farmácia M'PEWO de dezembro de 2023 a maio de 2024, n=85.

O grupo etário [46 - 60] representou 37,7% (n=32).

A idade média foi de 48,86 ± 16,45 anos.

5.1.3. Repartição dos doentes por profissão

Tabela III: Distribuição ocupacional dos doentes oncológicos com base nas receitas recebidas na farmácia M'PEWO de dezembro de 2023 a maio de 2024, n=85.

Profissão	n	%
Agro-pastoril	9	10,6
Desemprego	5	5,9
Retalhista	14	16,5
Estudante	4	4,7
Funcionário público	10	11,8
Engenheiro	3	3,5
Empregada doméstica	27	31,8
Militar	2	2,3
Trabalhador	9	10,6
Reforma	2	2,3
Total	85	100,0

O serviço de limpeza representou 31,8%.

Estudo da dispensa de medicamentos anti-cancro nas farmácias privadas M'PEWO de agosto de 2023 a julho de 2024

5.1.4. Repartição por estado civil

Tabela IV: Distribuição de acordo com o estado civil dos doentes oncológicos com base nas receitas recebidas na farmácia M'PEWO de dezembro de 2023 a maio de 2024, n=85.

Estado civil dos doentes	n	%
Casado	62	72,9
Individual	10	11,8
Divorciado	2	2,4
Viúva(o)	11	12,9
Total	85	100,0
O estado civil casado representou 72,9%.		

5.2. Repartição por tipo de cancro :

Tabela V: Repartição dos doentes oncológicos por tipo de cancro a partir das receitas recebidas na farmácia M'PEWO de dezembro de 2023 a maio de 2024, n=85.

Tipo de cancro	%	
Cancro do baço1	1,2	
Cancro da bexiga5	5,9	
Cancro do pulmão5	5,9	
Cancro da mama12	14,1	
Cancro da próstata2	2,3	
Cancro do olho2	2,3	
Cancros da pele9	10,6	
Cancros do aparelho digestivo29	34,1	
Cancros ginecológicos14	16,5	
Cancros hematológicos2	2,3	
Metástases4	4,8	
Total85	100,0	
*Cancros digestivos: cancro do esófago 8,2%; cancro gastrointestinal 8,2%.	cancro do estômago (14,1%)	de

cólon/reto 10,6%; cancro do fígado 1,2%.

**Cancros ginecológicos: cancro do colo do útero 10,6%; cancro do ovário 5,9%.

***Cancros hematológicos: cancro do sangue 1,2%; LMA 1,2%. Os cancros do aparelho digestivo representaram 34,1% da nossa amostra.

O cancro da mama e o cancro do estômago representaram 14,1% cada um.

5.3. Identificar as caraterísticas regulamentares das prescrições

5.3.1. Repartição por qualificação do prescritor

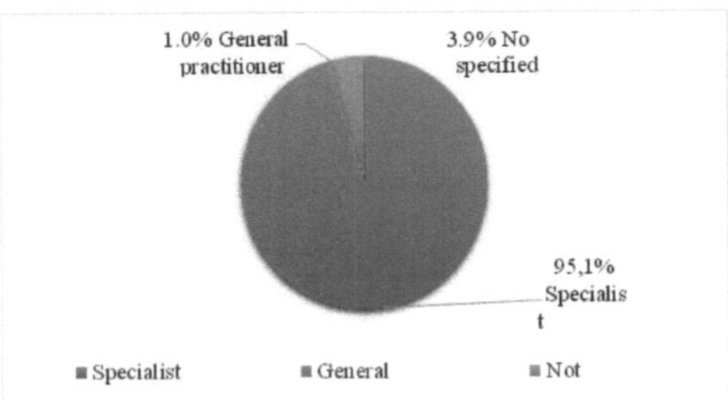

Figura 7: Distribuição de acordo com a qualificação do prescritor de pacientes com cancro das prescrições recebidas na farmácia M'PEWO de dezembro de 2023 a maio de 2024, n=102.

Os médicos especialistas foram os prescritores (95,1%).

5.3.2. Repartição por estatuto de prestador

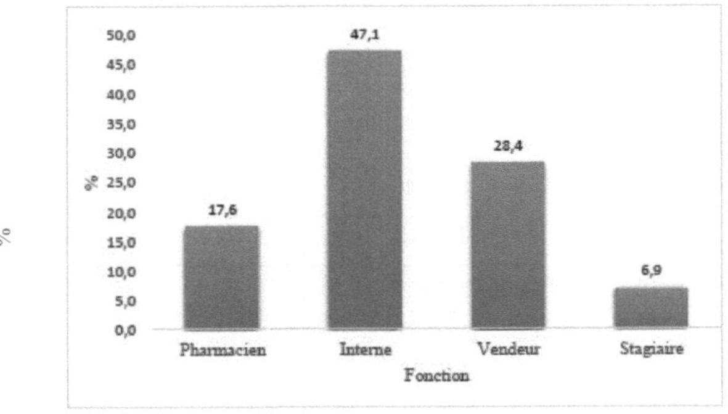

Figura 8: Distribuição de acordo com o estado de dispensa dos doentes oncológicos das receitas recebidas na farmácia M'PEWO de dezembro de 2023 a maio de 2024, n=102.

47,1% das receitas foram aviadas por internos.

5.3.3. Assinatura e carimbo do médico na receita

Tabela VI: Distribuição segundo a assinatura e o carimbo do médico na receita dos doentes oncológicos atendidos na farmácia M'PEWO de dezembro de 2023 a maio de 2024, n=102.

Assinatura e carimbo do médico na receita	n	%
Presença	97	95,1
Ausência	5	4,9
Total	102	100,0

As receitas seladas representaram 95,1% da nossa amostra.

5.3.4. Distribuição de acordo com a presença da data na receita

Tabela VII: Distribuição de acordo com a data da prescrição dos doentes oncológicos recebidos na farmácia M'PEWO de dezembro de 2023 a maio de 2024, n=102

Encomendar	n	%
Datado	87	85,3
Sem data	15	14,7
Total	102	100,0

As prescrições datadas representaram 85,3% da nossa amostra.

5.3.5. Contacto telefónico do prescritor na receita

Tabela VIII: Distribuição de acordo com o contacto telefónico sobre a prescrição de doentes oncológicos atendidos na farmácia M'PEWO de dezembro de 2023 a maio de 2024, n=102.

Contacto telefónico sobre a prescrição	n	%
Contacto telefónico	98	96,1
Sem contacto telefónico	4	3,9
Total	102	100,0

O contacto telefónico com o prescritor esteve presente em 96,1% das prescrições.

5.3.6. Presença de informação ao doente e legibilidade das receitas

Tabela IX: Distribuição de acordo com a presença de informação ao doente e a legibilidade da receita médica dos doentes oncológicos atendidos na farmácia M'PEWO de dezembro de 2023 a maio de 2024, n=102.

Encomendar	n	%
Presença de informações sobre o doente	102	100,0
Não fornecimento de informações ao doente	0	0,0
Total	102	100,0
Legível	102	100,0
Não legível	0	0,0
Total	102	100,0

As receitas médicas continham informações sobre o doente e eram 100% legíveis.

5.4. Disponibilidade de medicamentos contra o cancro

5.4.1. Repartição por disponibilidade de medicamentos anti-cancro

Tabela X: Distribuição de acordo com a disponibilidade de medicamentos anticancerígenos de pacientes com cancro com base em prescrições recebidas na farmácia M'PEWO de dezembro de 2023 a maio de 2024, n=102.

Medicamento anti-cancro prescrito	n	%
Disponível em	101	99,0
Intervalo	1	1,0
Total	102	100,0

99% dos medicamentos anti-cancro estavam disponíveis durante o nosso inquérito. Apenas uma molécula não estava disponível mediante receita médica, o que representa 1%.

5.4.2. Repartição por número de medicamentos anticancerígenos prescritos

Tabela XI: Distribuição de acordo com o número de medicamentos anticancerígenos na prescrição de pacientes com cancro atendidos na farmácia M'PEWO de dezembro de 2023 a maio de 2024, n=102.

Número de medicamentos anti-cancro sujeitos a receita médica	n	%
1	42	41,2
2	34	33,3
3	21	20,6
4	5	4,9
Total	102	100,0

As prescrições de um único medicamento anti-cancro representaram 41,2%.

5.5. Identificação de moléculas anti-cancro

5.5.1. Repartição dos medicamentos contra o cancro por forma farmacêutica

Tabela XII: Repartição por forma farmacêutica dos medicamentos anticancerígenos para doentes com cancro com base nas receitas recebidas na farmácia M'PEWO de dezembro de 2023 a maio de 2024, n=102.

Forma farmacêutica	n	%
Injetável	94	92,2
Tablet	8	7,8
Total	102	100,0

A forma injetável representou 92,2% da nossa amostra.

O 5.5.2. Repartição dos medicamentos anticancerígenos por número total de dispensas

Tabela XIII: Distribuição de acordo com o número total de medicamentos anticancerígenos dispensados a doentes com cancro com base nas receitas recebidas na farmácia M'PEWO de dezembro de 2023 a maio de 2024 (n=192 moléculas)

Moléculas citotóxicas	n	%
Vinca-alcalóides	3	1,6
Taxanos	33	17,2
Mostardas azotadas	8	4,2
Sais de platina	53	27,6
Antimetabolitos	78	40,6
Antraciclinas intercaladas	9	4,7
Inibidores da topoisomerase	6	3,1
Inibidores da proteína quinase	2	1
Total	192	100

*Vinca-alcalóides: Vincritina 1,6%.

**Taxanos: Paclitaxel 13%; Docetaxel 4,2%.

***Mostardas de azoto: Ciclofosfamida 3,7%; Mefalan 0,5%.

**** Sais de platina: Carboplatina 15,6%; Oxaliplatina 2,1%; Cisplatina 9,9%.

****** Antimetabolitos: Ácido folínico 15,1%; Capecitabina 2,6%; Citarabina 0,5%; Fluoro uracilo 14,6%; Gemcitabina 5,2%; Metotrexato 1%; Ácido zoledrónico 3%.

****** Antraciclinas intercalares: Doxorrubicina 4,7%.

******* Inibidores daopoisomerase: Etoposido 0,5%; Irinotecano 2,6%.

******** Inibidores da proteína quinase: Sorafenib 1%. Os antimetabolitos representaram 40,6% da nossa amostra. A carboplatina representou 15,6% da nossa amostra.

5.6. Determinação do preço médio dos medicamentos anti-cancro

5.6.1. Repartição das prescrições por preço total dos medicamentos anticancerígenos

Tabela XIV: Repartição por preço total de prescrição dos doentes oncológicos atendidos na farmácia M'PEWO de dezembro de 2023 a maio de 2024, n=102.

Preço total em francos CFA por receita médica	n	%
14000 à 39000	26	25,5
39001 à 64000	30	29,4
64001 à 89000	18	17,7
89001 à 114000	13	12,7
114001 à 139000	7	6,9
139001 à 164000	2	2,0
164001 à 189000	3	2,9
189001 e mais	3	2,9
Total	102	100,0

A gama de preços 39001 a 64000 foi representada por 29,4% da nossa amostra. O preço médio foi de 74285,05 FCFA ±58766,028 FCFA...

5.6.2. Distribuição das prescrições de acordo com a presença ou ausência de medicamentos adjuvantes

Tabela XV: Distribuição de acordo com a presença ou ausência de moléculas adjuvantes de pacientes com cancro com base em prescrições recebidas na farmácia M'PEWO de dezembro de 2023 a maio de 2024, n=102.

Encomendar	n	%
Com aditivo	35	34,3
Sem aditivos	67	65,7
Total	102	100,0

As prescrições sem moléculas adjuvantes representaram 66% da nossa amostra.

5.6.3. Repartição por número total de medicamentos adjuvantes dispensados

Tabela XVI: Distribuição de acordo com o número total de moléculas adjuvantes dispensadas a doentes oncológicos com base nas receitas recebidas na farmácia M'PEWO de dezembro de 2023 a maio de 2024, (n=72 moléculas).

Molécula adjuvante	n	%
Dexametasona	15	20,8
Levosulpirida e produtos similares	12	16,7
Loperamida	6	8,3
Morfina e derivados	2	2,8
Omeprazol e outros IBP	14	19,5
Ondansetrona	15	20,8
Prednisona e metilprednisona	8	11,1
Total	72	100

De um total de 72 medicamentos adjuvantes dispensados, a dexametasona e o ondansetron foram os mais utilizados, prescritos a 20,8% da nossa amostra cada.

COMENTÁRIOS E DEBATE

Trata-se de um estudo transversal com um inquérito prospetivo de 6 meses (1er de dezembro de 2023 a 31 de maio de 2024) para 102 receitas pertencentes a 85 doentes. Este estudo centrou-se nos doentes ou acompanhantes de doentes que se dirigiram à farmácia M'PEWO com pelo menos uma receita proveniente de um serviço de oncologia e contendo pelo menos uma molécula anticancerígena.

6.1. **Limitações e dificuldades encontradas**

O facto de os doentes não estarem presentes na farmácia significou que certos dados sociodemográficos como o peso, a altura e o índice de massa corporal (IMC) não foram tidos em conta. Este facto pode constituir um viés de informação. Existem poucos estudos semelhantes no Mali para comparar os resultados.

6.2. Caraterísticas sócio-demográficas

- Género

Verificámos que as mulheres predominam, representando um pouco mais de metade da nossa amostra. **Sidibé F, em 2023**, sobre Contribution à l'amélioration de la dispensation des médicaments anticancéreux au CHU du Point G, obteve 69,4% para as mulheres (7) e **Kamaté K, em 2007,** sobre Problématique de l'Accès Aux Médicaments Anticancéreux Au Mali, registou 70,96% para as mulheres (29). Este resultado poderia ser explicado pela taxa de cancro, que é mais elevada nas mulheres do que nos homens no Mali (30).

- Idade

O grupo etário [46-60] foi o mais representado, seguido do grupo etário [31-45] na nossa amostra. **Ly M em 2001,** sobre o Itinerário dos doentes oncológicos atendidos nos serviços de hematologia-oncologia e de medicina interna do Hospital Point G, constatou que os grupos etários [46-60] e [31-45] eram os mais frequentes com 29,7% e 23,6% respetivamente (31). **Fofana M, em 2022**, em Analyse de la prescription et la dispensation des anticancéreux au mali : cas de l'hôpital du mali (32), constatou que os grupos etários [41-50] e [51-60] eram os mais prevalentes, com 28,7% e 24,7%, respetivamente. Este facto pode ser explicado pela juventude da população do Mali, cuja esperança de vida total é de 62,8 anos (33).

- **Profissão**

Verificámos que mais de um quarto dos nossos doentes eram donas de casa. Os lojistas ocupam o segundo lugar. Os nossos resultados são semelhantes aos de **Majio RP em 2022**, sobre a avaliação das necessidades de cuidados paliativos no serviço de hematologia e oncologia médica do CHU Point G (34), que constatou que as donas de casa eram a maioria, seguidas dos comerciantes. A prevalência de donas de casa pode ser explicada pela prevalência de mulheres.

- **Estado civil**

As pessoas casadas representaram quase três quartos da nossa amostra. Esta predominância também foi relatada por **Kamaté K em 2007**, que obteve 64,52% dos pacientes casados (29), por **Koné FT em 2019** que relatou 77% dos pacientes casados (35). Em 2022**, Wembe SDM**, no seu estudo sobre o perfil epidemiológico e clínico dos pacientes da unidade de cuidados paliativos e de suporte do CHU Point G, obteve 81,71% de pacientes casados (36). Este resultado poderia estar ligado à predominância de donas de casa, que é a principal função das donas de casa no Mali.

6.3. **Tipo de cancro**

Os cancros do aparelho digestivo representavam quase um terço da amostra. O cancro da mama e do estômago foram os mais comuns. **Sidibe F, em 2023,** relatou no seu estudo uma predominância do cancro da mama(7). Esta taxa mais elevada de cancro da mama e do estômago pode ser explicada pela falta de prevenção e pelo diagnóstico tardio.

6.4. **Aspeto regulamentar das ordens**

Quase todas as receitas foram escritas por médicos especialistas. Todas eram legíveis, e a maioria estava selada e datada. O contacto telefónico do prescritor estava presente em quase todas elas. No Mali, o tratamento do cancro é uma área especializada. Na maioria dos casos, os médicos de clínica geral encaminham os doentes para especialistas para tratamento.

6.5. **Disponibilidade de medicamentos contra o cancro**

As moléculas anticancerígenas estavam disponíveis em 99% durante o nosso inquérito. Esta boa disponibilidade poderia explicar o envolvimento da farmácia M'PEWO na gestão do seu stock.

- Número total de medicamentos anticancerígenos prescritos por receita

As prescrições contendo um único medicamento anticancerígeno foram as mais comuns, representando cerca de metade da nossa amostra. Este resultado poderá ser explicado pelo facto de os medicamentos anticancerígenos nos hospitais públicos, onde, quando não estavam disponíveis, os doentes procuravam os

molécula anti-cancerígena não disponível nas farmácias privadas.

- A forma farmacêutica dos medicamentos anti-cancro

Quase todos os medicamentos anticancerígenos dispensados durante o nosso estudo foram injectáveis. Este resultado pode ser explicado pelo atraso no diagnóstico, uma vez que o tratamento oral deixou de ser uma opção.

6.6. Moléculas anti-cancro utilizadas

- Número total de medicamentos anti-cancro dispensados

A carboplatina foi o fármaco anticancerígeno mais dispensado no nosso estudo (15,6%). Esta situação pode ser explicada pelo facto de ser gratuita nos hospitais e de, muitas vezes, não existir em stock nos hospitais, daí a sua maior procura nas farmácias privadas.

6.7. **Preço total dos medicamentos contra o cancro**

A gama de preços [39001 - 64000] FCFA foi a mais representada na nossa amostra com um preço médio de 74285 FCFA±58766.028. Este facto pode explicar o custo elevado dos tratamentos propostos e as queixas dos doentes sobre o custo elevado dos medicamentos anticancerígenos, tal como sublinhado por **Kamaté K** no seu estudo (29).

CONCLUSÃO E RECOMENDAÇÕES

7.1. CONCLUSÃO

O estudo envolveu 102 receitas registadas pertencentes a 85 doentes. As mulheres são mais frequentes. O grupo etário [46-60] representou 37,7%. A idade média foi de 48,86 ± 16,45 anos. O cancro da mama e o cancro gástrico foram os cancros mais frequentes, representando cada um 14,1%. Quase todas as receitas foram passadas por médicos especialistas. Todas eram legíveis, e a maioria estava selada e datada. A disponibilidade de medicamentos contra o cancro é de 99%. A carboplatina foi o medicamento anticancerígeno mais dispensado, com 15,6%. O preço médio da prescrição foi de 74285 FCFA±58766,028 FCFA. Um estudo futuro poderia ser realizado em várias farmácias e centrar-se nos seguintes aspectos aspectos económicos da dispensa, em particular o encargo para o doente.

7.2. RECOMENDAÇÕES

• Na farmácia M'PEWO

Por favor, assegurem a disponibilidade de medicamentos contra o cancro;

Encaminhar o doente diretamente para um oncologista se houver suspeita de um tumor.

• Ministério da Saúde

Incluir os medicamentos anticancerígenos e outros produtos farmacêuticos utilizados no tratamento do cancro na lista nacional de medicamentos essenciais e envolver as companhias de seguros, nomeadamente o seguro de saúde obrigatório (AMO), no seu pagamento.

• Às autoridades sanitárias e políticas

Organizar sessões de sensibilização do público para a deteção precoce do cancro; formar profissionais de saúde no tratamento do cancro e criar instalações e equipamentos específicos.

• Para os doentes e o público em geral:

Participar em campanhas de despistagem do cancro e de certas doenças infecciosas (SIDA, hepatite, papilomavírus humano);

Evitar, na medida do possível, os factores de risco de cancro, tais como: tabaco, álcool, sedentarismo, infecções virais e bacterianas, má alimentação, exposição aos raios UV e às radiações ionizantes, etc.

REFERÊNCIAS

1. Liga contra o cancro. Cancro, definição [Internet]. 2023 [citado 15 Jan 2024]. Disponível em: https://www.ligue-cancer.net/articles/le-cancer-definition

2. Mbalawa CG, Godet J, Gueye SM. cancros na África francófona [Internet]. La Ligue Nationale contre le Cancer (França); 2017 [citado 11 Jan 2024]. 135 p. Disponível em: https://www.iccp-portal.org/system/files/resources/LivreCancer.pdf

3. OMS (Gabinete Regional para África). Dia Mundial do Cancro 2022 [Internet]. 2023 [citado 28 Nov 2023]. Disponível em: https://www.afro.who.int/fr/regional- diretor/speeches-messages/world-cancer-day-2022

4. Ballo M, Guindo AA, Traoré M dit S, Touré M, Dao F, Traoré K, et al. Gratuité des Anticancéreux au Mali : Évaluation des Facteurs Limitant la Disponibilité des Anticancéreux au Centre Hospitalier Universitaire du Point G: Factores que limitam a gratuidade dos medicamentos anticancerígenos no Mali. Health Sci Dis. 2022;23(1):92-6.

5. Globocan. Fichas informativas do Mali 2021 [Internet]. 2021. Disponível em: https://gco.iarc.fr/today/data/factsheets/populations/466-mali-fact-sheets.pdf

6. Juventude Africana. JeuneAfrique.com. [citado 9 Nov 2023]. Saúde: 10 coisas a saber sobre o cancro em África - Jeune Afrique. Disponível em: https://www.jeuneafrique.com/33734/societe/sant-10-choses-savoir-sur-le-cancer-en-afrique/

7. Sidibé F. Contribuição para a melhoria da dispensa de medicamentos medicamentos anticancerígenos no CHU du Point G. USTTB.2023;N°003:83p;

8. Bah S, Bengaly L, Cisse BS, Coulibaly S, Dembele AK, Dembele M, et al. Factores que limitam o acesso a medicamentos anticancerígenos num Hospital Universitário de Bamako; Mali. Mali Méd En Ligne. 2011;37-40.

9. Wikipédia. Tumor. Em 2023 [citado 30 jan 2024]. Disponível em: https://fr.wikipedia.org/w/index.php?title=Tumeur&oldid=209207166

10. Instituto Nacional do Cancro. Tipos e fases do cancro - O que é o cancro? [Internet]. [citado 9 nov 2023]. Disponível em: https://www.e-cancer.fr/Comprendre- prevenir-depister/Qu-est-ce-qu'un-cancer/Types-et-stades-des-cancers

11. Manual MSD. Desenvolvimento e disseminação do cancro - Cancro [Internet]. [citado 15

Jan 2024]. Disponível em:
https://www.msdmanuals.com/fr/accueil/cancer/pr%C3%A9sentation-des-cancers/d%C3%A9development-and-spread-of-cancer

12. OMS. Cancro [Internet]. [citado 6 Nov 2023]. Disponível em: https://www.who.int/fr/news-room/fact-sheets/detail/cancer

13. Globocan. Mali Cancro Amanhã [Internet]. [citado 17 Jan 2024]. Disponível em: https://gco.iarc.fr/tomorrow/en/dataviz/isotype?populations=466&single_unit=1000&group_populations=1&multiple_populations=1

14. JSTM JS et T du. Mali: 1.545 casos de cancro registados em Bamako em 2019 | JSTM [Internet]. 2021 [citado 17 Jan 2024]. Disponível em: https://www.jstm.org/mali-1-545-cas-de- cancer-recenses-a-bamako-en-2019/

15. Liga contra o cancro. Chemotherapy | Ligue contre le cancer [Internet]. [citado 21 Jan 2024]. Disponível em: https://www.ligue-cancer.net/les-traitements/la-chimiotherapie

16. Cazivassilio D. Anticancer drugs: treatment, definition [Internet]. [citado 10 Jul 2024]. Disponível em: https://www.docteurclic.com/traitement/medicaments-anticancereux.aspx

17. Kamissoko S. Sécurisation du circuit des cytotoxiques au Centre Hospitalier Universitaire Point G : de la prescription à la gestion des déchets. USTTB.2021;N°00:85p;

18. Zhang C, Xu C, Gao X, Yao Q. Fármacos à base de platina para a terapia do cancro e anti-cancro.
estratégias tumorais. Theranostics. 7 Feb 2022;12(5):2115-32.

19. Vital Durand D, Le Jeunne C. Guide pratique des médicaments [Internet]. Maloine. França; 2023. 1998 p. Disponível em: www.maloine.fr

20. VIDAL. Carboplatina: substância ativa com efeito terapêutico [Internet]. [cited 10 Jul 2024]. Disponível em: https://www.vidal.fr/medicaments/substances/carboplatine-810.html

21. Roamba M. Evaluation de la préparation et de l'administration de la chimiothérapie à l'unité d'oncologie pédiatrique CHU Gabriel TOURE. USTTB.2020;N°00:97p;

22. NetCancer. Doxorubicina [Internet]. [citado 10 Jul 2024]. Disponível em: https://netcancer.net/medicament/adriamycine/

23. VIDAL. Doxorrubicina: substância ativa com efeito terapêutico [Internet]. [cited 10 Jul

2024]. Disponível em: https://www.vidal.fr/medicaments/substances/doxorubicine-6769.html

24. Zhu L, Chen L. Progresso na investigação sobre paclitaxel e imunoterapia de tumores. Cell Mol Biol Lett. 13 de junho de 2019;24(1):40.

25. Vidal. VIDAL. [cited 1 Feb 2024]. Paclitaxel: substância ativa com efeito terapêutico. Disponível em: https://www.vidal.fr/medicaments/substances/paclitaxel-4403.html

26. PagesJaunes. PagesJaunes.fr. [citado 8 Jul 2024]. Prescrição médica - PagesJaunes. Disponível em: https://medicament.pagesjaunes.fr

27. WEKA. O que é a dispensa de medicamentos? [Internet]. [citado 9 nov 2023]. Disponível em: https://www.weka.fr/sante/dossier-pratique/maitrise-des-risques-et-de-la- qualite-dt86/qu-est-ce-que-la-dispensation-du-medicament-5322/

28. Colégio dos Farmacêuticos. L'acte de dispensation - Guide de stage de pratique professionnelle en officine [Internet]. 2020 [citado 8 Jul 2024]. Disponível em: https://cpcms.fr/guide-stage/knowledge-base/lacte-de-dispensation/

29. Kamaté K. O problema do acesso aos medicamentos contra o cancro no Mali. USTTB.2007;N°07P29:140p;

30. Ngassa Piotie P. Incidência e mortalidade do cancro no Mali: dados do Registo do Cancro do Mali. cancro de 1995 a 2004. USTTB.2006;N°00:93p;

31. Ly M. Itinéraire des malades cancéreux vus dans les services d'hématologie-oncologie et de médecine interne de l'Hôpital du Point G. USTTB.2001;N°36:116p;

32. Fofana M. Análise da prescrição e da dispensa de anticancerígenos no Mali: o caso do Hospital do Mali. USTTB.2022;N°00:88p;

33. Expectativa de vida no mundo. Esperança de vida no Mali [Internet]. [citado 13 jul 2024]. Disponível em: https://www.worldlifeexpectancy.com/fr/mali-life-expectancy

34. Majio RP. Avaliação das necessidades em matéria de cuidados paliativos no serviço de hematologia e oncologia médica do CHU Point G. USTTB.2022;N°00:108p;

35. Koné FT. Avaliação do tratamento medicamentoso da dor oncológica no departamento de oncologia médica do CHU Luxembourg. USTTB.2019;N°00:101p;

36. WEMBE SDMC. Profil épidémio-clinique des patients en unité de soins palliatifs et soins de support du CHU Point G. USTTB.2022;N°00:84p;

37. Legifrance. Arrêté du 28 novembre 2016 relatif aux bonnes pratiques de dispensation des médicaments dans les pharmacies d'officine, les pharmacies mutualistes et les pharmacies de secours minières, mentionnées à l'article L. 5121-5 du code de la santé publique - Légifrance [Internet]. [citado 13 Jul 2024]. Disponível em: https://www.legifrance.gouv.fr/jorf/id/JORFTEXT000033507633

APÊNDICES

Formulário de inquérito

N°...

I - IDENTIFICAÇÃO DO PACIENTE

Data da dispensa:

Idade (em anos):

Género: Masculino□Feminino

Estado civil: □Casado□Solteiro□Viúvo □Divorciado

Profissão :órgão afetado ou tipo de cancro

II - Informações sobre as moléculas

Moléculas anti-cancro

Molécula(s)	Forma farmacêutico	Quantidade(s) solicitado(s)	Quantidade(s) dispensado

O doente tomou todos os produtos prescritos□Sim□Não

Caso contrário, os produtos da receita não estão disponíveis:

Preço total de medicamentos contra o cancro de prescrição (emFCFA) :

Moléculas associadas :

Molécula(s)	Forma farmacêutico	Quantidade(s) solicitado(s)	Quantidade s dispensado

III- Informações sobre a distribuição

Estatuto do fornecedor

Farmacêutico /............/ Interno /............/Vendedor//Trainee/.../

IV- Informações relativas ao prescritor e aos aspectos regulamentares da encomenda :

1. Qualificação do prescritor

□ **Médico** especialista □ Médico especialista (DES) □ Médico de clínica geral

Não especificado

2. Contacto(s) telefónico(s) do prescritor :□Sim□Não

3. Assinatura e carimbo do prescritor :□Sim□Não
4. Data da prescrição:□ Sim□Não
5. Informação do doente:□Sim□Não
6. Legibilidade da prescrição : □ Sim□Não

FICHA DE FACTOS

Nome próprio: Souleymane

Nome: MAIGA

País de origem: Mali

Nacionalidade: Maliano

Endereço de correio eletrónico: souleymanemaiga9489@gmail.com

Contacto: +223 94 89 69 44

Título da tese: Estudo da dispensa de medicamentos anti-cancro nas farmácias privadas M'PEWO de agosto de 2023 a julho de 2024

Ano académico: 2023-2024 **Data da defesa**: 18/07/2024 **Cidade de defesa**: Bamako

Depositário: Biblioteca da Faculdade de Farmácia

Setor de interesse: Saúde pública.

RESUMO

Introdução: Um medicamento anticancerígeno destina-se a combater o cancro, independentemente do seu mecanismo. Destina-se a destruir ou a travar o crescimento de células malignas ou a ajudar o organismo a eliminar essas células de forma mais eficaz. A dispensa é o ato farmacêutico que combina a dispensa de medicamentos, a análise farmacêutica da prescrição médica e a prestação de informações e conselhos necessários para a utilização correta dos medicamentos (37).

Objetivo: Estudar a dispensa de medicamentos anticancerígenos nas farmácias privadas M'PEWO de agosto de 2023 a julho de 2024.

Método: Este foi um estudo transversal com um período de inquérito de 6 meses, de 1er de dezembro de 2023 a 31 de maio de 2024.

Resultados: O estudo envolveu 102 receitas registadas pertencentes a 85 doentes. As mulheres foram mais frequentes. O grupo etário [46-60] representou 37,7%. A média de idades foi de 48,86 ± 16,45 anos. O cancro da mama e o cancro gástrico foram os cancros mais frequentes, representando cada um 14,1%. Quase todas as receitas foram passadas por médicos especialistas. Todas eram legíveis e a maioria estava selada e datada. A disponibilidade de medicamentos contra o cancro é de 99%. A carboplatina foi o medicamento anticancerígeno mais dispensado, com 15,6%. O preço médio da receita foi de 74285 FCFA±58766.028 FCFA.

Conclusão : Um estudo futuro poderia ser realizado em várias farmácias, incidindo sobre os aspectos económicos da dispensa, em particular o encargo para o doente.

Palavras-chave: Dispensa, medicamentos anti-cancro, farmácia privada.

JURAMENTO DO FARMACÊUTICO

Juro, na presença dos mestres da Faculdade, dos conselheiros da Ordem dos Farmacêuticos e dos meus colegas estudantes:

Honrar aqueles que me ensinaram os preceitos da minha arte e mostrar-lhes a minha gratidão. reconhecimento, permanecendo fiel aos seus ensinamentos;

Exercer a minha profissão de forma conscienciosa, no interesse da saúde pública, e respeitar não só a legislação em vigor, mas também as regras de honra, probidade e desinteresse.

Nunca esquecer a minha responsabilidade e os meus deveres para com os doentes e a sua dignidade humana.

Em nenhuma circunstância concordarei em utilizar os meus conhecimentos e o meu estatuto para corromper e encorajar actos criminosos.

Que os homens me estimem se eu for fiel às minhas promessas. Que eu seja envergonhado e desprezado pelos meus colegas se não o fizer.

JURO.

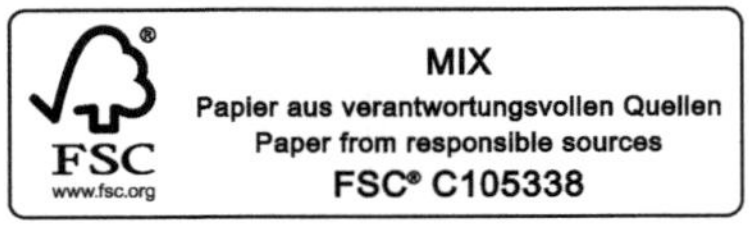

Printed by Books on Demand GmbH, Norderstedt / Germany